COMMENT ON SE DÉFEND

CONTRE LES

MALADIES DU CŒUR

La lutte pour la Vie

PAR LE

Dr Henry LABONNE

Licencié ès-sciences
Officier de l'Instruction publique

Huit figures dans le texte

Prix : 1 franc

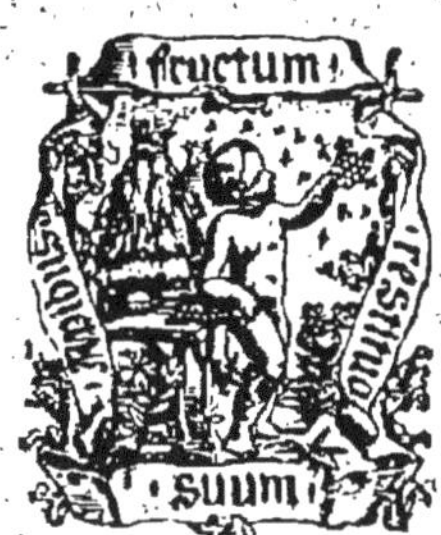

PARIS

SOCIÉTÉ D'ÉDITIONS SCIENTIFIQUES

4, RUE ANTOINE-DUBOIS, 4

ET PLACE DE L'ÉCOLE DE MÉDECINE

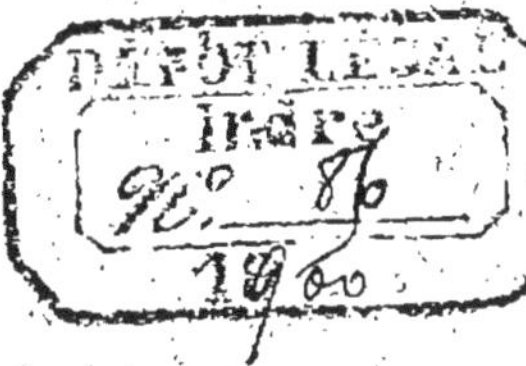

COMMENT ON SE DÉFEND

CONTRE

LES MALADIES DU COEUR

LA LUTTE POUR LA VIE

OUVRAGES DU MÊME AUTEUR

———

Des suites des Fractures de la Rotule et de leur thé-
rapeuthique. In-8 de 100 pages *(épuisé)*.

La Crémation, extrait des *Sciences biologiques à la fin du
XIXe siècle.*

L'Islande et l'Archipel des Fœrœrs (3e édition), 52 figures. In-18 de 400 pages *(Paris, Hachette)*.......... 4 fr.

Coup d'œil sur les idées dominantes en zoologie à travers les âges, 3 livraisons des *Sciences biologiques.* 3 fr. 75

Précis d'urologie clinique (en collaboration avec L. Le-
matte) in-8° de 150 pages ... . 3 fr. 50

Comment on se défend du Rhumatisme. La Lutte
contre les douleurs et l'arthritisme, in-8° avec huit figures
dans le texte.. 1 fr

Comment on se défend des maladies nerveuses. La
Lutte contre les Névroses et la Neurasthénie, in-8° avec
figures .... 1 fr.

Comment on défend sa bouche. La Lutte pour la conser-
vation des dents, in-8° avec figures .... 1 fr.

Comment on défend ses poumons. In-8° de 40 pages
avec figures .... 1 fr.

Comment on se défend de l'Influenza. In-8° de 44 pages.. 1 fr.

COMMENT ON SE DÉFEND

CONTRE LES

MALADIES DU CŒUR

La lutte pour la Vie

PAR LE

Dr Henry LABONNE

Licencié ès-sciences
Officier de l'Instruction publique

Huit figures dans le texte

Prix : 1 franc

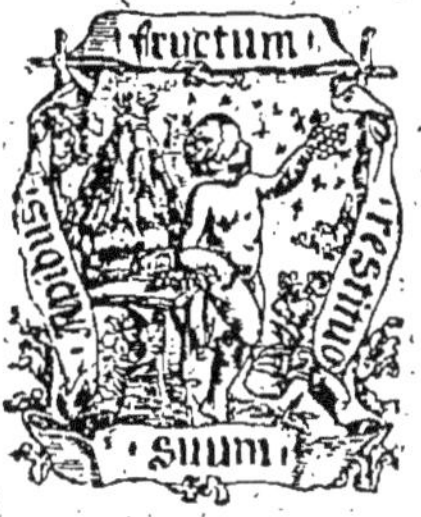

PARIS
SOCIÉTÉ D'ÉDITIONS SCIENTIFIQUES
4, RUE ANTOINE-DUBOIS, 4
ET PLACE DE L'ÉCOLE DE MÉDECINE

AVANT-PROPOS

Oui, je dis bien, à propos des maladies du cœur, *la lutte pour la vie*, car de tous nos organes, c'est le plus important, car de toutes nos fonctions, la *circulation* réclame au plus haut degré une intégrité absolue.

Je connais un chirurgien des hôpitaux actuellement fort et robuste, qui, dans un duel avec un médecin non moins célèbre, a eu le poumon traversé de part en part, on vient d'enlever un rein à Yvette Guilbert ; les praticiens aliénistes osent toucher au cerveau, détruire des lambeaux de sa substance pour guérir sans anéantir l'existence ; on peut aussi ponctionner le foie, la rate, mais défense d'aborder le cœur, du moins dans ses cavités, sous peine de voir instantanément la vie s'arrêter.

Et cependant, la cellule peut proliférer sans vaisseaux; mais le sang, nourriture du corps, est indispensable aux veines, il faut donc que perpétuellement chassé par un cœur, fonctionnant bien, il pénètre dans les capillaires et les veinules pour entretenir les os, les glandes, les muscles, en un mot pour maintenir la *vitalité* de tout notre être.

Mais, me direz-vous, si cet organe, le cœur, si ces vaisseaux, artères, veines et capillaires, sont si délicats qu'ils sont pour ainsi dire *intangibles*, comment votre hygiène les préservera-t-elle ? A cette question préalable, je répondrai que de ce qu'un chronomètre est d'une exquise sensibilité, il ne s'en suit pas qu'il ne puisse jamais être protégé ou réparé, mais l'horloger devra se montrer plus adroit ou plus perspicace, que pour une pendule grossièrement fabriquée, voilà tout.

Il existe bien des moyens pour empêcher les conduites d'eau de s'engorger, il existe bien des méthodes pour les déterger, si par incurie on les a laissées s'encrouter. Nous pouvons, par une juste comparaison, agir de même sur le système circulatoire.

Mais avant d'aborder la pathologie du

cœur, il faut avoir quelques notions sur la
structure et les fonctions de cet organe ; je
commencerai donc par un peu d'anatomie
et de physiologie, puis fidèle au plan général
de notre collection des « comment on défend » je traiterai succinctement, mais avec
le plus de clarté qu'il me sera possible, des
maladies les plus répandues.

COMMENT ON SE DÉFEND

CONTRE LES

MALADIES DU CŒUR

LA LUTTE POUR LA VIE

I

HISTOIRE. — ANATOMIE ET PHYSIOLOGIE DES MALADIES DE L'APPAREIL CIRCULATOIRE

La circulation est la fonction par laquelle toutes les cellules d'un animal sont mises en relation avec un *liquide* destiné à les nourrir, à les réparer constamment et à les débarrasser de leurs déchets.

Et comme j'ai la conviction de faire plus que de la vulgarisation, mais encore de signaler souvent des points négligés ou passés sous silence dans les traités classiques, que beaucoup d'hygiénistes se bornent à résumer, je vais expliquer comment agit le sang pour la nutrition.

Le sang n'est pas absolument le restaurateur du corps, il est plus exact de dire qu'il contient les substances indispensables à la nourriture de notre être. Le sang, tel qu'il se montre à nos yeux dans les vaisseaux qui le charrient, n'est pas propre à la nutrition, et il n'est pas directement absorbé tel quel par les cellules. Les cellules n'ont pas de communication immédiate avec les capillaires, elles ne peuvent donc pas recevoir leur nourriture des vaisseaux. Le sang ne sort jamais des canaux et ne vient pas en contact avec les cellules.

Mais les capillaires et les veinules laissent passer à travers leurs parois par *diapédèse* (mot tiré du grec et qui signifie passage au travers de) une certaine partie des liquides qui composent le sang. Ces liquides contiennent plusieurs matériaux, beaucoup de globules blancs par exemple, et circulent dans les espaces qui logent les cellules et celles-ci en sont baignées. Voilà comment s'explique la présence des leucocytes ou globules blancs dans toutes les parties du système circulatoire.

Ces liquides sont le véritable suc nourricier des cellules qui l'absorbent et en vivent. Sur le mésentère de la grenouille, on a pu observer les globules blancs émettant d'abord des pseudopodes au travers de la paroi du capillaire, puis en sortir pour manger sur leur chemin microbes ou déchets, et enfin rentrer dans les lymphatiques ; *ces découvertes sont toutes récentes.*

Les aliments fournissent les matériaux indispensables à la formation du sang, voilà pourquoi l'on meurt de faim. Ils sont ensuite élaborés par le canal alimentaire : estomac, intestin, aidé des glandes salivaires du foie, de la rate, du pancréas. Le *Chyle* est la résultante de cette élaboration ; il est conduit par le système lymphatique dans les veines, de là, il est transporté dans les poumons qui le changent sous l'influence de l'oxygène de l'air inspiré en beau sang rouge artériel.

Les Leucocytes (Rottot) circulent donc dans le corps en vertu des lois vitales qu'ils subissent : ils ne peuvent passer à travers les tissus par leur propre mouvement, ni demeurer indéfiniment dans un endroit quelconque.

Mais le sang lui-même, pour jouer son rôle de fluide nourricier, est condamné à des allées et venues découvertes par Harvey, en 1619, de sorte que, en définitive, l'appareil circulatoire se compose de deux parties principales : un organe central, le *cœur*, et un réseau de canaux périphériques, les vaisseaux *sanguins*.

Le *cœur*, de la grosseur du poing chez l'homme (voir fig. 1), est placé dans la cage thoracique, entre les deux poumons. Il est plutôt couché que debout, sa pointe seule reposant en avant et à gauche sur le muscle diaphragme, l'œsophage et l'artère aorte le séparent de la colonne vertébrale. Comme cette pointe bat à gauche, de là la croyance générale que le cœur de l'homme siège nettement à gauche. C'est un muscle creux soustrait heureusement à l'action de la volonté (1). Son poids est

(1) Lire « *Comment on se défend des maladies nerveuses* », même collection.

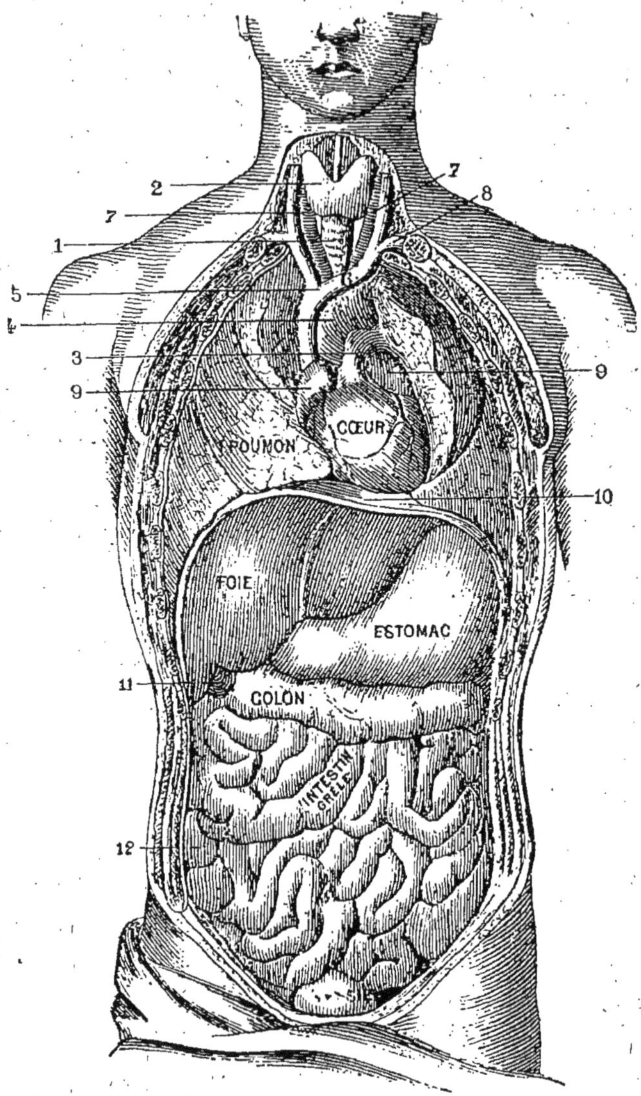

Fig. 1. — Vue générale des viscères thoraciques et abdominaux.

Trachée-artère. — 2· Corps thyroïde (glande située au-devant du larynx). — 3. Artère pulmonaire et sa branche gauche de bifurcation. — Artère aorte. — 5. Veine cave supérieure., — 6. Tronc veineux brachio-céphalique gauche (formant par sa réunion avec celui du côté droit la veine-cave supérieure). — 7. Artère carotide. — 8. Veine sous-clavière. — 9. Oreillettes. — 10· Diaphragme. — 11. Vésicule bilaire. — 12. Côlon ascendant (gros intestin).
Extrait de *l'anatomie appliquée à la gymnastique* du docteur Roblot.

de deux cent cinquante grammes environ. Il est séparé des organes voisins par sa séreuse ou péricarde qui l'isole complètement, sauf à sa base. Le *cœur est en réalité formé de deux cœurs* distincts : le cœur droit et le cœur gauche, puisqu'il est intérieurement divisé en deux cavités par une cloison verticale.

Mais une seconde cloison, *horizontale* cette fois (voir fig. 2), subdivise encore chaque cœur en

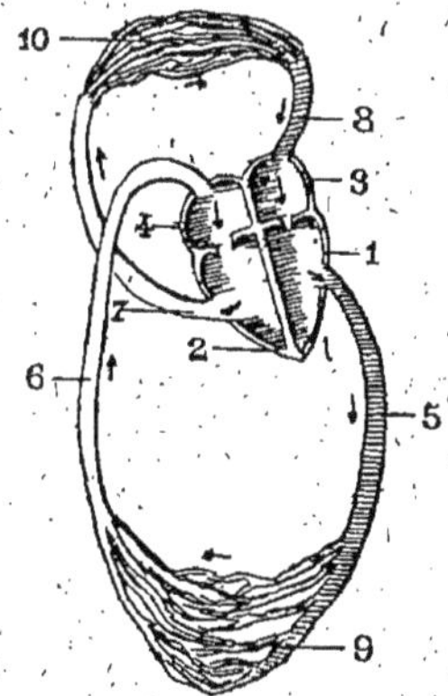

Fig. 2. — FIG. SCHÉMATIQUE DE LA GRANDE ET DE LA PETITE CIRCULATION.
1. Ventricule gauche. — 2. Ventricule droit. — 3. Oreillette gauche. — 4. Oreillette droite. — 5. Artère aorte (origine de toutes les artères de la la grande circulation). — 6. Veine-cave aboutissant de toutes les veines de la grande circulation). 7. Artère pulmonaire (charriant le sang veineux aux poumons). — 8. Veine pulmonaire (ramenant le sang artériel au cœur). — 9. Vaisseaux capillaires de la grande circulation. — 10. Vaisseaux capillaires du poumon.

deux parties : l'une supérieure ou *oreillette*; l'autre inférieure ou *ventricule*. Chez certains animaux du reste, les deux cœurs sont complètement séparés. La paroi des oreillettes est molle, flasque; celle des ventricules est rigide et épaisse, ce qui est bien en rapport avec le travail qu'ils ont à fournir.

Chaque oreillette communique avec le ventricule sous-jacent, par un orifice nommé naturellement *auriculo-ventriculaire*, muni d'une soupape formée par une *valvule* membraneuse nommée *mitrale* du côté gauche et *tricuspide* du côté droit. Ces soupapes se ferment de *bas en haut*, disposition bien ingénieuse, car elles empêchent le sang de remonter dans l'oreillette, d'où nous le verrons tout à l'heure descendre. En outre de ces orifices de communication entre oreillettes et ventricules, nous trouvons dans le ventricule gauche un autre orifice, celui de l'*artère aorte* garni des trois valvules sigmoïdes, dites en nid de pigeon. J'engage le lecteur à les regarder sur un lapin, par exemple, pour se rendre compte de leur mécanisme; elles ont bien la forme de trois nids qui seraient accolés, ce qui leur permet de s'effacer contre la paroi quand le sang est chassé dans l'aorte, puis au contraire de se gonfler sous le poids du liquide, qui tend à retomber sous l'influence de la pesanteur, de façon à l'arrêter net dans son mouvement rétrograde. Dans le ventricule droit, nous trouvons de même l'orifice de l'artère pulmonaire. Les oreillettes offrent également des orifices à considérer savoir : dans l'oreillette droite, les orifices des deux *veines caves*, et, dans l'oreillette gauche, les orifices des *quatre veines pulmonaires*.

La veine cave *inférieure* est elle-même pourvue d'une volonté rudimentaire appelée valvule d'Eustachi.

Circulation du sang. — Sans nous être perdu dans des détails, qui ne seraient point de mise

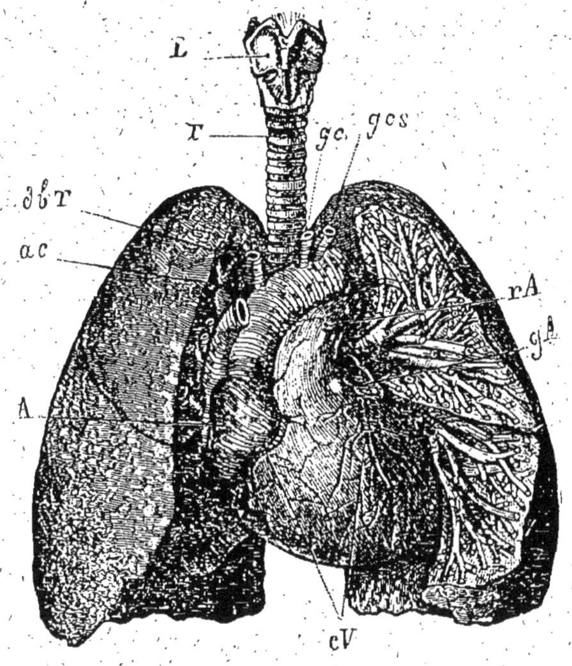

Fig. 3.

ici, nous connaissons maintenant les parties principales de l'appareil circulatoire, il ne nous reste plus qu'à examiner son jeu.

Le fonctionnement du cœur consiste en des al-

lées et venues, en des alternatives de contraction
(systole) et de relâchement (diastole). Le nombre
de ces contractions est d'environ 70 par minute
(70 à 75) chez l'adulte, mais varie avec les émotions, les exercices, le repos, la digestion ou les
maladies. Au moment de la contraction, partons
par exemple du ventricule gauche (voir la figure
schématique) le sang qui vient de descendre de
l'oreillette gauche dans laquelle il a été amené par
les veines pulmonaires ne peut, nous l'avons dit,
remonter dans la susdite oreillette, par suite de la
poussée de bas en haut que subit alors la *valvule
mitrale*, qui vient obturer l'orifice auriculo-ventriculaire; il sera donc forcé de s'échapper par
l'orifice de l'aorte, source, canal central de tous
les vaisseaux à sang rouge. Comme toutes les artères, celle-ci est formée de trois tuniques : externe, moyenne, interne dont la moyenne com-
posée de fibres *élastiques* lui permet de se dilater,
phénomène sensible au doigt (pouls) puis de reve-
nir sur elle-même, en vertu de cette même élasti-
cité. L'aorte et ses ramifications contribuent donc
à activer la marche de ce sang *rouge* que nous sui-
vons depuis sa descente dans l'oreillette gauche
et à le précipiter jusque dans les *vaisseaux capillaires*. Ces derniers sont (numéro 9 de la figure
schématique) des tubes très étroits, formant un
réseau serré dans tous les organes. Chacun sait
que quel que soit le point de la peau humaine où
l'on fasse une piqûre, le sang s'en échappe parce

que partout se trouvent des capillaires qui relient les artères afférentes aux veines afférentes. Il est facile d'examiner au microscope la circulation du sang sur une patte de grenouille, dans la membrane très transparente qui sépare les doigts.

Voyez sur notre schéma (fig. 2) au numéro 9, ces capillaires de la grande circulation.

Nous avons suivi le sang *rouge*, depuis sa sortie du cœur gauche, nous voici maintenant arrivé au point terminus de sa course; mettons l'extrémité du petit doigt, si vous le voulez, il est entré dans les capillaires mais il n'est plus propre à la nutrition, il a pris ou il est sur le point de prendre une teinte *bleue*, il a sur sa route récolté des déchets dont il doit se débarrasser, que va-t-il se passer? Le sang traverse maintenant les capillaires, puis gagne les veines du bras dans lesquelles il chemine, poussé par le choc incessant qu'il reçoit à chaque systole et aidé dans sa marche par la disposition des valvules veineuses. Ces valvules des veines se laissent souvent rompre et il en résulte des varices. Il vient finalement se déverser par une veine cave dans l'oreillette droite et de là dans le ventricule droit. Ce circuit du sang que nous venons de décrire, constitue la *grande circulation*; étudions maintenant la *petite circulation*. Voici notre sang *bleu*, notre sang souillé, impropre à la vie, dans le ventricule droit, celui-ci se contracte et chasse son contenu dans l'artère pulmonaire. Remarquons en passant que cette *artère*, contrairement à toutes les autres, charrie du sang *veineux*.

On ne l'a nommée artère que parcequ'elle en offre l'aspect extérieur.

Ce contenu, sang *veineux bleu*, est enfin chassé dans les capillaires des poumons où au contact de l'oxygène de l'air il va se transformer en sang artériel rouge, puis il descendra dans l'oreillette gauche du cœur par les veines pulmonaires, qui devraient s'appeler artères, puisqu'elles conduisent du sang oxygéné et se déverse dans le ventricule gauche, notre point de départ.

Les contractions du cœur droit et du cœur gauche ont lieu en même temps avec des bruits spéciaux. *L'auscultation* de la région située en avant du cœur permet en effet d'entendre un premier bruit produit par le claquement des valvules auriculo-ventriculaires qui se ferment au moment de la systole, *premier bruit sourd et prolongé* ; un deuxième bruit plus bref, plus éclatant, est produit par le claquement des valvules sigmoïdes, à ces deux bruits succède un silence, pendant lequel le cœur, au repos, se remplit de nouveau. La succession de ces diverses phases : premier bruit sourd, court silence, deuxième bruit éclatant, repos, constitue une révolution cardiaque.

Mais la maladie peut intervertir cet ordre déterminé, peut détruire le rhytme de ces phénomènes, et alors l'oreille perçoit ces sensations normales qui, depuis Laennec, le père de l'auscultation, portent les noms de *bruits de souffle*.

Aujourd'hui, comme un véritable artiste, le praticien consommé peut, sur le vivant, affirmer que telle ou telle valvule est détruite et l'autopsie vient donner raison à ces prévisions de la clinique.

Nous appliquerons plus loin les données sommaires que nous venons de passer en revue, aux maladies, aux irrégularités de la circulation dans l'intérieur du cœur.

Nous n'étudierons pas la composition du sang dans cet opuscule, car je me réserve d'écrire un jour le nouveau volume : « *Comment on se défend des maladies du sang* ».

Aux noms d'Harvey (1628) de Bouillaud (1835) de Gendrin (1842) de Potain et *Tutti quanti*, nous pouvons ajouter ceux de Marey et P. Lorain, qui ont enregistré, par le sphygmographe, les caractères du pouls.

II

MALADIES DU PÉRICARDE OU SÉREUSE EXTÉ-
RIEURE, C'EST-A-DIRE DU SAC QUI ENVELOPPE
LE CŒUR.

———

Le péricarde est un sac fermé qui recouvre
tout le cœur et qui se prolonge sur les gros vaisseaux qui en sortent, tel un gant qui, de la main
qu'il protège, s'étend sur l'avant-bras. Comme
toutes les séreuses, ainsi que je l'ai décrit dans
« *Comment on défend ses poumons* » il présente à
considérer deux feuillets : l'un pariétal, l'autre
viscéral. Ces deux feuillets glissent l'un sur l'autre dans l'état de santé et ne sont pas séparés,
mais embrassent au contraire le cœur, sans être
pénétrés par lui. Seulement, tout change dans
l'état de maladie, ainsi que le découvrit Galien,
en disséquant un coq et un singe. Au lieu d'un
liquide clair fibro-albumineux destiné à lubrifier
pour faciliter le glissement ci-dessus décrit des
deux feuillets, nous trouvons des exsudats, du

liquide, voire des hémorrhagies. Nous diviserons l'étude des péricardites en deux groupes : péricardite aiguë, péricardite chronique.

PÉRICARDITE AIGUE. — *Ses causes.*

Bien que Bouillaud cite un cas où elle fut occasionnée par une contusion dans la région du cœur, bien que d'autres auteurs énumèrent des observations où elle fut engendrée par une plaie, hâtons-nous de dire qu'elle est *rarement primitive* ; je ne ferai d'exception que pour le froid, un froid vif par exemple, saisissant un alcoolique au sortir d'un café trop chauffé ; la péricardite est presque toujours *secondaire*, c'est-à-dire qu'elle succède à une autre maladie ou qu'elle est la conséquence d'une inflammation développée dans une région voisine. Elle est surtout fréquente dans le rhumatisme articulaire aigu où elle apparaît dans la deuxième semaine. J'ai expliqué comment *on s'en défend* dans un opuscule *ad hoc*. Il faut également se défier des fièvres éruptives, de l'érysipèle, de la puerpéralité, de la fluxion de poitrine, de la pleurésie, des malades purulentes et de la phtisie arrivée à son dernier degré, Le début a lieu le plus souvent d'une façon perfide, sans fracas, lentement, sauf les cas, heureusement rares, ou par syncope ou paralysie, le médecin assiste impuissant à des phénomènes d'une gravité effrayante ; ensuite la maladie peut parcourir deux stades :

2

Stade de péricardite sèche, caractérisé par un *frémis-*
sement sous la main qui palpe et du *frottement* à
l'oreille, il n'y a aucune modification dans l'anatomie naturelle de la cage thoracique. Les signes
fonctionnels sont nuls et cet état peut rester sta-
tionnaire pendant quatre, ou au maximum, dix
jours, puis tout rentre dans l'ordre, cette péricardite sèche est guérie. Mais, si le mal n'a pas été
combattu; si l'inflammation n'a pas été vaincue,
l'épanchement se produit, d'où : *Péricardite avec*
épanchement.

La poitrine présente une voussure, le choc de
la pointe du cœur disparaît, n'est plus perçu ; la
percussion révèle au médecin une augmentation
de la matité précordiale avec une sonorité exagé-
rée dans la région du dos correspondante. En même
temps, le pouls au poignet est modifié, il est petit,
irrégulier, souvent intermittent. On peut remarquer des symptômes d'asphyxie, ce qui s'explique
bien par l'expression pittoresque d'un *cœur noyé*
dans l'eau, l'hématose est insuffisante ; la difficulté
pour respirer, considérable, les syncopes fré-
quentes ; les extrémités deviennent bleutées (cya-
nose), on voit survenir des soubresauts convulsifs
et même de l'albuminurie ou de l'œdème par
suffusions séreuses.

C'est alors que le malade court de grands dangers, car la terminaison possible peut être la
la mort dans une syncope; mais la guérison est, de
beaucoup le cas le plus ordinaire.

Après dix ou quinze jours, on voit apparaître la période de résolution : l'épanchement se résorbe, le pouls redevient normal, la gêne pour respirer disparaît et le patient lui-même n'accuse plus de sensation de flottement, j'ai soigné un jeune rhumatisant de douze années qui avait une péricardite avec épanchement considérable, et quand il fut guéri, il me disait très bien, il était fort intelligent, « je suis très soulagé, Docteur, car je ne sens plus (*sic*) ballotter mon cœur dans mon côté ». La péricardite peut aussi passer à l'état chronique, c'est la troisième et dernière perspective possible.

Traitement. — Révulsifs : teinture d'iode, ventouses scarifiées, vésicatoires volants ou pointes de feu dans la *péricardite sèche*. Dans la *péricardite avec épanchement*, le chirurgien peut faire ce que l'on appelle la *paracentèse*, c'est-à-dire ponctionner le péricarde pour en retirer l'eau. *Appeler un praticien*.

PÉRICARDITE CHRONIQUE, — Légère ou grave : légère ne s'accuse que par des frottements rudes ou râpeux ; grave elle prend le nom de *Symphise cardiaque*, ce qui veut dire que le cœur est collé, réuni à son enveloppe, le péricarde.

Traitement. — Eviter la marche contre le vent, la pluie, les fatigues, les voitures découvertes, le froid, les alcooliques, le café en excès ; on peut prendre un milligramme par jour de *Digitaline amorphe*, mais comme l'emploi de la digitale

demande à être dirigé avec beaucoup de science,
je ne conseillerai jamais d'en faire usage, seul,
sans l'avis du médecin.

III

INSUFFISANCE MITRALE. — RÉTRÉCISSEMENT MITRAL.

———

Dans le plan que je suis, je me laisse guider par la fréquence plus grande, et par l'étude des maladies du cœur, qui ressortent davantage du domaine de l'hygiéniste : « *Comment défendre* » c'est prévenir, de même que gouverner c'est prévoir.

Cette qualfication d'*Insuffisance mitrale* vous donne déjà une définition bien nette de la maladie dont nous allons nous occuper. Nous allons examiner les malaises causés par des lésions qui portent sur la valvule mitrale, la valvule de l'orifice *auriculo-ventriculaire gauche* nommée encore bicuspide parce qu'elle présente deux valves : l'une en avant à droite, l'autre en arrière à gauche ; entre elles, dans les fentes qui les séparent, existent de petits nodules saillants. A ces valves s'attachent des cordages tendineux qui ne sont autre chose que la terminaison des muscles qui se dégagent du fond de la cavité du ventricule.

Les valvules sont donc en quelque sorte des entonnoirs fibreux dont la pointe est dirigée du côté des ventricules et qui s'ouvrent largement du côté des oreillettes.

Une comparaison fera mieux savoir encore leur structure. Qui de vous n'a vu une souricière perpétuelle ? Supposez que, par une pression quelconque, chacun des fils de fer dont la pointe hérissée s'oppose à la sortie de la souris entrée, vienne s'accoler, vienne fermer complètement l'orifice extérieur, vous avez la représentation exacte de ce qui se passe à chaque contraction, à chaque *systole*, le sang captif ne peut plus remonter dans l'oreillette. Mais que les fils de fer, que certains d'entre eux, je veux dire, que les prolongements fibreux des anneaux valvulaires se cassent, se rouillent : alors, vous le devinez, le sang remontera au lieu de s'engouffrer dans l'artère aorte, l'origine de toutes les artères de la grande circulation, et nous verrons apparaître les mauvais effets que je vais dépeindre.

A la suite d'un rhumatisme articulaire aigu (Lire « *Comment on se défend des rhumatismes* », immédiatement ou seulement quelques années ensuite, le malade se sent pris d'oppression, est essoufflé quand il va vite ou quand il monte des marches, ressent des *battements de cœur*, éprouve des troubles du côté de la digestion : douleur à l'épigastre, somnolence presque invincible après les repas ; se plaint de malaises variés, accuse de la paresse intellectuelle ; tousse facilement. Son visage est congestionné, de petits sillons rouges ou bleus se dessinent sur le nez ou sur les joues résultant de la dilatation des capillaires. Le pouls est petit et presque constamment irrégulier, intermittent avec des pulsations marquées, pourquoi ? parce que le sang a deux portes ouvertes devant lui au lieu d'une seule pour s'échapper ; au lieu de fuir en totalité dans l'aorte, l'ondée repasse dans l'oreillette dans des proportions, cela se conçoit, qui varient avec le degré d'INSUFFISANCE. Le médecin qui ausculte, perçoit un souffle en jet de vapeurs dont le maximum siège à la pointe et qui se propage dans la direction de l'aisselle ; on l'entend même souvent jusque dans le dos, le long de l'épine dorsale. Au bout d'un certain temps, les jambes enflent d'abord aux chevilles, puis l'œdème gagne, la gêne respiratoire (dyspnée) augmente ; les battements de cœur deviennent plus faibles, plus irréguliers : bref, nous voyons les premiers signes de l'*asystolie* dont le pronostic est malheureusement toujours très grave, elle suffit à entraîner la mort à moins que celle-ci ne soit due à un caillot qui, détaché du cœur, ira causer une *embolie* dans le cerveau.

Traitement. — Eviter la *fatigue*, l'effort, pas de record de bicyclette, les bains russes, les douches, les bains froids de rivière ou les bains de mer. Un de mes camarades d'étude, lui-même professeur actuellement et fils de professeur à l'Ecole de médecine, refusa un jour, il y a 25 ans de cela! de m'accompagner au mois de juillet, par une chaleur excessive, à la Seine. Pourquoi lui demandais-je. Parce que mon père est mort d'*insuffisance mitrale*, me répondit-il. De temps à autre je le vois passer sur la place de l'Ecole de médecine, robuste et bien portant pour aller faire son cours, et je me dis: que ne puis-je le montrer aux sceptiques de l'hygiène ou des précautions à prendre. A qui devra-t-il sa longévité, malgré une prédisposition évidente, malgré un diagnostic établi sur lui-même, si ce n'est à sa soumission aux règles qu'il a mission d'enseigner et d'établir? Il faut éviter les eaux minérales, surtout les sources chaudes ou sulfureuses, chercher un climat moyen et uniforme, peu humide, fuir les émotions fortes, les repas copieux de société, l'alcool, le tabac. La grossesse est nuisible, voire dangereuse. Je permets les exercices modérés, je conseille même la marche.

De temps en temps un purgatif léger, par exemple trente grammes de sulfate de soude, sel qui *élève la pression et qui accélère le cœur*, contrairement au sulfate de magnésie, qui lui, abaisse la pression et ralentit le cœur. Les confrères qui me liront, tireront grand profit de cette donnée parfaitement établie aujourd'hui. L'iodure de sodium est utile.

Voici une formule (Labonne) :

Sirop d'écorces d'oranges.   200 grammes
Extrait de convallaria . . .   8   —
Iodure de sodium   5   —

Deux cuillerées à soupe par jour aux deux principaux repas.

Jamais d'opium ; pour calmer ou pour faire dormir, user du chloral ou du bromure de sodium.

Nous allons maintenant étudier le contraire de l'*insuffisance*, le *rétrécissement mitral*.

Le rétrécissement mitral qui est presque toujours plus ou moins associé à de l'insuffisance, est caractérisé par un souffle au premier temps, on entend « fou ta ta rou. » ; par l'hypertrophie du cœur, le plus souvent peu marquée, par un pouls petit et serré, mais *toujours régulier* si le rétrécissement mitral est pur ; même dangers, même traitement que l'insuffisance. Le rétrécissement mitral est accusé, par les auteurs, de prédisposer à l'avortement et n'est jamais suivi de péricardite.

Une complication fréquente (Ch. Nicolle) toujours à craindre, est *l'embolie cérébrale* caractérisée généralement par une hémiplégie droite (face et membre supérieur surtout) avec perte ou difficulté de la parole (aphasie).

IV

MALADIES DE L'ORIFICE DE L'AORTE

L'orifice aortique est placé dans le sillon qui sépare les deux oreillettes et est situé tout près de l'orifice auriculo-ventriculaire gauche dont le sépare seulement la grande valve antérieure de la valvule mitrale. Il est pourvu, à son débouché dans le ventricule, de trois valvules en forme de nid (nous en avons déjà parlé) dites valvules sigmoïdes dont la concavité est dirigée du côté de l'artère, la convexité du côté du ventricule correspondant.

Les lésions, insuffisance ou rétrécissement de cet orifice, sont tellement faciles à différencier de celles des valvules auriculo-ventriculaires, que l'on serait tenté de dire qu'il y a simplement un *mal aortique* et un mal mitral.

Leur point de départ, à ces lésions, est presque

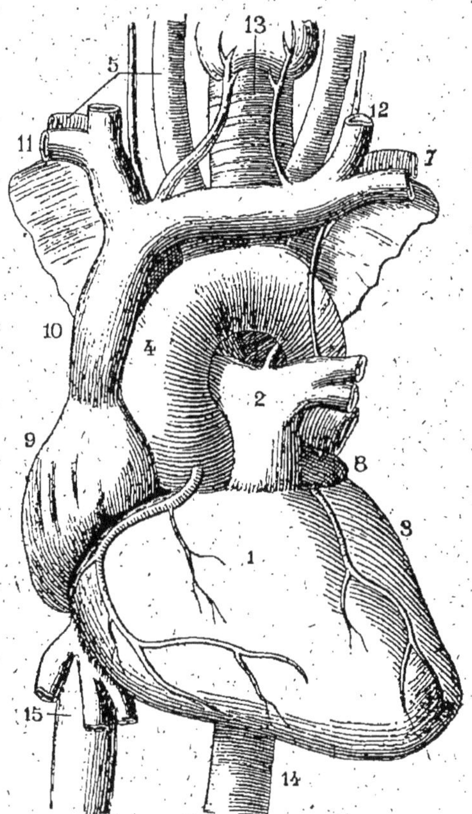

Fig. 4. — CŒUR ET GROS VAISSEAUX.

(Le cœur est présenté dans sa position et sa direction normales.)
1. Ventricule droit. — 2. Artère pulmonaire. — 3. Ventricule gauche. — 4. Crosse de l'aorte. — 5. Artère carotide et sous-clavière droite, divisions du tronc artériel brachio-céphalique. — 6 Artère carotide primitive gauche. — 7. Artère sous-clavière gauche. — 8. Oreillette gauche. — 9. Oreillette droite. — 10. Veine cave supérieure. — 11, 12. Troncs veineux brachéo-céphaliques droits et gauche formés par la réunion des veines jugulaire interne et sous-clavière. — 13. Trachée artère. — 14. Portion descendente de l'aorte. — 15. Veine cave inférieure.
Fig. extraite du livre du docteur Roblot, *Anatomie appliquée à la gymnastique*. Paris, Société d'Editions Scientifiques.

toujours lié à l'état athéromateux des vaisseaux, rarement au rhumatisme.

Cependant il est logique d'admettre que, une maladie intérieure du cœur (endocardite) peut bien se propager aux valvules en nid et en modifier la structure.

INSUFFISANCE AORTIQUE. — Le malade accuse des éblouissements, des vertiges, des bourdonnements d'oreille, des maux de tête, une sensation de vide cérébrale, des bouffées de chaleur, de la douleur en arrière du sternum. La face n'est plus rouge, ni couperosée, ni striée de varicelles gonflées comme dans l'insuffisance mitrale, mais au contraire *pâle*, les oreilles sont blanches et décolorées, au cou, aux tempes on voit les battements artériels.

Le pouls est bondissant, plein, brusque, dépressible. Il y a parfois des crises d'étouffement, de vomissements, bien des malaises engendrés par les rapports anatomiques de la crosse de l'aorte avec les nerfs du cœur (plexus cardiaque), Plus que toutes les autres maladies du cœur, l'insuffisance aortique expose à la *mort subite* ; il faut donc en prévenir la famille.

Traitement. — Le traitement est le même que celui des aortites chroniques, aussi allons-nous conseiller une hygiène toute particulière. Le but à atteindre est le suivant : diminuer autant que faire se pourra le travail du cœur qui commande lui-même à celui de l'aorte. Nous commencerons donc par proscrire les efforts excessifs, les exercices violents, les courses. Nous conseillerons, comme dans beaucoup d'autres cas, la marche même longue, mais à la condition qu'elle se fasse lentement. Le froid est nuisible, parce qu'il contracte les capillaires et que cette contraction retentit même sur les gros vaisseaux.

Diminuez le lit de tous les ruisseaux qui forment une rivière, et vous augmenterez aussi la rapidité du cours de celle-ci.

Nous recommanderons de ne pas faire abus ni de boissons, ni de tabac; d'éviter les repas copieux.

Quant à la thérapeutique, nous sommes assez bien armé, il existe une médication qui, toute banale qu'elle paraisse, est fort efficace. Je veux parler de *l'iodure de sodium*, à la condition de l'employer comme le fait Potain, pendant des années. Il fait prendre trois cuillerées à café d'une solution d'iodure de potassium à deux pour cent, dans une tasse d'infusion quelconque, ce qui fait 30 centigrammes par jour; puis il augmente successivement jusqu'à un gramme. On suspend une semaine par mois par exemple, pour ne pas fatiguer, car toute médication continuée pendant de longs mois, sans interruption, finit pas devenir intolérable. On a pris des observations de *guérison authentique* obtenue ainsi d'une manière complète et définitive, Il vaut la peine d'avoir de la persévérance, puisque c'est une question de vie ou de mort.

Lorsque la circulation présentera une exagération considérable, que le pouls sera extrêmement accéléré, on pourra demander à son médecin de formuler de la digitale. Ce médicament a le grand avantage de diminuer l'amplitude des oscillations de l'aorte, de régulariser la pression et enfin de calmer l'excitation. Si l'on se trouvait loin du médecin, l'on pourrait sans crainte user dans le même but, du bromure de potassium, qui n'a pas besoin d'être surveillé.

Voici une formule pratique :

Sirop d'écorces d'oranges amères, 200 grammes;
Bromure de potassium   10   —
Prendre de une à trois cuillerées par jour, au moment des repas.

Pour apaiser de trop fortes douleurs, on peut employer l'opium, la belladone et le chloral.

Les révulsifs sont utiles :

Ventouses, sangsues, teinture d'iode ou coton iodé, glace même, en application sur la région du cœur.

RÉTRÉCISSEMENT AORTIQUE. — On en a distingué trois formes anatomiques : 1° Rétrécissement par contraction ou mieux coarctation de l'anneau qui sert d'appui aux valvules; 2° Rétrécissement causé par des végétations ou des ulcérations sur la face des valvules qui regarde en bas le ventricule; 3° Rétrécissement dû au resserrement de la partie qui précède l'ouverture de l'aorte.

Le rétrécissement peut être quelque temps ignoré ou mieux supporté sans amener de troubles fonctionnels graves; il ne donne pas lieu à des complications qui lui appartiennent en propre. *La mort subite est l'exception.*

V

ASYSTOLIE.

***

Je passe volontairement sous silence *l'insuffisance tricuspidienne*, je n'écris pas un traité des maladies du cœur, bien que je ne doute pas que mes petits résumés puissent rendre service même à mes confrères, je veux surtout présenter aux personnes du monde, un tableau assez complet des maladies du cœur qu'elles rencontreront certainement dans leur entourage, au cours de l'existence.

L'*Asystolie* est l'aboutissant, la fin naturelle de toutes les affections cardiaques. On la rencontre même ailleurs; dans l'asthme vrai, dans la dilatation des bronches, la bronchite chronique, l'emphisème pulmonaire, les néphrites. Stokes a dit avec raison que c'est l'état du cœur, en tant que *muscle*, qui règle l'équilibre circulatoire, c'est son mauvais état qui doit être accusé dans la production des accidents asystoliques.

Le *cœur* est en effet un *muscle* creux, formé de plusieurs couches de fibres musculaires, diversement disposées et supportées par une charpente de tissus fibreux.

La partie la plus forte est dans l'espace qui sépare l'orifice aortique des deux orifices auriculo-ventriculaires. Cet espace est triangulaire et est remplacé chez certains animaux par un nodule osseux, *l'os du cœur*.

Je ne saurais assez recommander aux jeunes étudiants en médecine l'étude comparée des animaux. Je dois à mon titre de licencié ès-sciences naturelles, l'avantage de découvrir avec le fait anatomique, des déductions pathologiques qui souvent m'auraient échappées.

Toutefois, le muscle cœur n'est pas tout, la circulation périphérique a, elle aussi, son importance de même que le degré de résistance offert par la circulation dans les capillaires.

Mais le résultat est toujours le même : le système artériel ne reçoit plus assez de sang, le système veineux en reçoit trop. La crise apparaît rarement d'emblée, elle est précédée par des attaques prémonitoires cédant à la médication, mais laissant une aggravation de la maladie à sa suite (il est bien rare d'être tué par une première attaque), puis surviennent des accès terminaux plus forts. Le tableau, qui est presque le même dans les attaques prodromiques que dans l'attaque finale, est facile à faire ; angoisse du malade, dyspnée extrême, orthopnée (mot qui vient de deux mots grecs : *ortos*, droit et *pnéo*, je respire) faciès violacé, cou tuméfié, excitation cérébrale, veines jugulaires volumineuses animées de pouls veineux, tous phénomènes dus à l'insuffisance de l'hémathose, au manque d'oxygène ; palpitations, ascite et œdème bleu des membres inférieurs plus ou moins accusés ; bruit du cœur inextricables désordonnés ; pouls petit, irrégulier ; rareté des urines (oligurie) avec albuminurie le plus souvent.

La mort survient dans le coma ou dans une syncope. Mais si le traitement aidant, on peut redonner au cœur de la tonicité par de la caféine, par exemple, les symptômes s'atténuent petit à petit et une *debâcle d'urine que l'on peut considérer comme critique*, marque la fin de la crise et peut faire espérer, du moins pour cette fois, la convalescence et la guérison, si l'asystolie n'est pas due à une lésion irréparable des éléments anatomiques du cœur.

Quoi qu'il en soit, le pronostic doit donc être des plus sévères et le traitement des plus énergiques. Il faut immédiatement exiger le repos absolu au lit, mais laisser le malade s'y asseoir avec des oreillers et des traversins dans le dos, s'il le demande ; défendre toute agitation, toute émotion, prescrire le lait exclusivement ; mettre les révulsifs que j'ai indiqués tout à l'heure à propos des aortites sur la région du cœur en insistant sur les ventouses scarifiées, parfois saigner ; administrer trente grammes d'eau-de-vie allemande dans du café ou du thé sucré ; faire du massage sur les membres, assurer la diurèse par du nitrate de potasse, de la scille ou du vin diurétique ; inhalation de nitrite d'amyle. Injections sous-cutanées d'éther faites, bien entendu, par le médecin.

L'attaque passée, éviter le retour d'une seconde par les règles d'hygiène que j'ai indiquées au chapitre des maladies de l'orifice de l'aorte.

VI

ANGINE DE POITRINE

—

L'angine de poitrine, Angor pectoris *vraie*, car il en existe une fausse, dont nous parlerons tout à l'heure, est une maladie caractérisée par des accès paroxystiques, survenant dans des laps de temps plus ou moins espacés, et, saisisssant le malade en pleine santé. Celui-ci, ayant dépassé quarante ans généralement et le plus souvent rhumatisant, goutteux ou syphilitique, éprouve soudain une douleur violente en arrière du sternum, douleur d'abord sourde, localisée à la base du cœur, devenant de plus en plus vive, s'irradiant à l'épaule gauche, au bras, au petit doigt qui est souvent le siège de fourmillement, et d'engourdissements. Alors le malade pâlit, se couvre d'une sueur froide, a une *Angoisse* inexprimable, une sensation de mort imminente, perd la voix et attend anxieux et immobile la fin de l'accès qui dure de quelques secondes à quelques minutes. Les anciens auteurs définissaient cet *angor pectoris* par l'expression très imagée de « une pause dans l'exercice de la vie ». Il se termine soit par la mort dans une syncope, soit par guérison après des secousses secondaires nombreuses et des irradiations variées de la douleur.

Parfois, une émission d'urines claires ou de fèces, ou encore de vomissements, termine cet accès typique complet ; mais à côté de cette grande attaque, il faut noter des accès frustes, marqués par une anxiété seulement légère et un peu de douleur dans le bras.

La *Fausse angine* de poitrine a plutôt le caractère d'une névralgie et débute généralement la nuit, pour frapper de préférence les femmes nerveuses ou hystériques. Les arthritiques, les malades du foie, les dyspeptiques ont également des accès simulant de loin *l'angor pectoris*. La *Fausse angine* ne tue jamais.

Causes. — L'action déterminante du tabac, surtout si le fumeur est dans un endroit petit ou mal aéré, ne fait plus de doute aujourd'hui. Tout le monde connaît l'observation du docteur Gelineau, qui relate l'histoire d'une prétendue épidémie d'angine de poitrine ayant frappé des matelots qui vivaient dans une atmosphère saturée de fumée de tabac. Un de mes bons amis, publiciste très connu, serait mort, lui dit le docteur Huchard, s'il avait fumé certain soir une pipe de plus !! Il est vraisemblable d'admettre que la nicotine, dissoute dans le mucus des bronches, va directement stupéfier le nerf pneumo-gastrique.

D'autres auteurs ont également démontré que l'oblitération partielle des *coronaires*, artères qui, nées de l'aorte, nourrissent le muscle cœur, jouent un rôle important dans la production de l'angine de poitrine.

Je ferai aussi remarquer, en passant, que les vaisseaux du cœur, ses nerfs et ses lymphatiques sont en grande partie logés dans les *sillons* et enveloppés de la graisse *sous-péricardique*; or, chez les obèses, les filets cardiaques du pneumo-gastrique noyés, comprimés dans ce tissu adipeux peuvent parfaitement s'*ischémier*.

Une cause minime : la marche contre le vent, un repas mal digéré, un excès, une suppression menstruelle (Peter) peut aussi déterminer l'apparition de ces crises à répétition.

Traitement. Mesures préventives. — Suppression absolue du tabac, sans faire grâce à la moindre petite cigarette. Eloigner toute cause d'émotion, si possible, de fatigue ou d'excès chez le prédisposé. Fuir la marche contre le vent ou sur un plan déclive. Les bains de mer pris avec prudence sont plutôt favorables.

Boire du lait aux repas.

Pendant l'accès, *inhalations de deux à cinq gouttes de nitryle d'amyle* sauf chez les hystériques, et courir au médecin.

En dehors des accès, Huchard donne tous les jours dix gouttes de la solution alcoolique au centième de trinitrine et deux cuillerées d'une solution de iodure de sodium, 20 grammes dans 300 grammes d'eau.

VII

PALPITATIONS

———

L'état du cœur doit guider le médecin dans toutes
les maladies en général.

Si je n'écrivais que pour des médecins, je ne ferais pas un petit chapitre sous ce titre, car les *palpitations* ne sont pas une entité clinique définie mais seulement la preuve d'une altération du cœur ou de l'aorte, cependant comme elles témoignent d'une constitution, d'une irritabilité toute particulière des systèmes nerveux du cœur lui-même, il s'ensuit que beaucoup de personnes sont intéressées à leur description et plus encore à leur hygiène ou à leur traitement.

Laennec les classait en deux grandes catégories : palpitations avec maladie du cœur ou de cause mécanique, palpitations sans maladie du cœur ou de cause nerveuse.

On sait que les *nerfs du cœur* viennent, de

chaque côté, du pneumo-gastrique et de sa branche récurrente, ainsi que des trois ganglions sympathiques cervicaux formant le *grand plexus cardiaque* ; aussi ces notions anatomiques précises nous expliquent-elles le pourquoi des palpitations d'origine nerveuse. Quand l'élément actif de ce plexus, quand les extrémités terminales des nerfs seront irritées par une cause maladive quelconque, endocardite par exemple, le rhythme du cœur séra troublé, ses pulsations accélérées.

Voyons maintenant l'effet des causes mécaniques que nous pouvons trouver en dehors même du cœur, dans un estomac distendu, par exemple, dans la compression de la cage thoracique par le coucher sur le côté gauche, dans un obstacle à la circulation pulmonaire. Dans tous ces cas, le cœur palpite soit parce qu'il a de la peine à se vider, soit parce qu'il se vide trop aisément.

Marey (1) a démontré que lorsque la pression baissait dans les capillaires, le cœur précipitait ses contractions pour y remédier.

Cet observateur sagace, aidé de son élève, Demeny, nous a ainsi expliqué pourquoi les palpitations succèdent toujours aux exercices physiques violents, aux pertes de sang, à l'action prolongée d'une grande chaleur, aux émotions vives.

---

(1) Pour se rendre compte des beaux travaux de ce physiologistes, demander *L'homme en mouvement*. Paris, Société d'éditions scientifiques.

Elargissez les ruisseaux, vous y favoriserez l'arrivée de l'eau, mais, et je me suis déjà servi de cette comparaison, vous diminuerez la tension dans la rivière centrale, c'est-à-dire dans les gros vaisseaux.

Voilà pourquoi le cœur est un guide si important et si sûr, que le médecin doit le suivre pour traiter toutes les maladies en général.

Rien d'important ne peut arriver sans affecter cet organe si impressionnable, rien ne peut survenir sans que le cœur nous en accuse les effets, par ses pulsations plus ou moins violentes, plus ou moins régulières, plus ou moins précipitées. C'est donc l'état du pouls qui doit compléter toute recherche.

Un pouls indique l'état de santé quand il est *régulier* et que ses pulsations sont au nombre de 65 à 80 par minute chez l'adulte.

Un pouls de 90 pulsations continuelles à la minute, indique déjà un danger prochain, une suractivité des fonctions vitales qui va nous amener une inflammation quelque part.

Traitement. — Les moyens doivent varier selon que les palpitations sont d'origine nerveuse ou de source mécanique. Dans le premier cas, il faudra relever le moral du malade, lui supprimer le café, le tabac, l'abus des boissons alcooliques qui entretiennent la dyspepsie, cause de battements désordonnés ; appliquer des compresses froides sur le cœur, donner des toniques : bromures, fer, arsenic.

Dans le deuxième cas, chercher à faire disparaî-
tre l'obstacle qui les engendre ou qui les entre-
tient, se reporter au traitement que j'ai formulé
pour les lésions valvulaires, donner parfois un
tœnifuge contre le ver solitaire qui cause souvent
l'irritablilité du cœur, enfin saigner.

Que peut-on faire de mieux quand la congestion
est intense partout, que l'organisme est surexcité,
que le malade éprouve une angoisse horrible,
qu'il est menacé d'une attaque d'apoplexie pulmonaire ou cérébrale ?

La saignée produit une déplétion favorable dans
la circulation veineuse surchargée au maximum
et vient soulager le cœur qui s'épuise à refouler
le sang noir qui obstrue ses cavités.

La digitale rend les battements du cœur et du
pouls forts et énergiques, les régularise s'ils sont
faibles ou irréguliers, en agissant sur les nerfs mo-
dérateurs du cœur et le muscle cardiaque dont elle
augmente la régularité et la ténacité ; mais à
cause des intolérances et de ses effets déplorables
dans l'arythmie nerveuse, je ne puis, en cons-
cience, que répéter de n'en point faire usage sans
un praticien pour en surveiller l'emploi.

VIII

GOITRE EXOPHTHALMIQUE

—

Maladie de Grave ou de Basedow

Bien que beaucoup d'auteurs rangent ce complexus morbide parmi les maladies du système nerveux, je crois être logique en exquissant rapidement son histoire à la suite des *palpitations*.

Les palpitations avec accélération des battements du cœur, constituent en effet une des manifestations fondamentales et constantes du goître exophthalmique.

Cette dénomination peint déjà, du reste, la maladie : nous trouvons un goître, c'est-à-dire un développement anormal du corps thyroïde au cou et une saillie des globes de l'œil.

En résumé, trois symptômes cardinaux :

Palpitations, Goître, Exophthalmie, ajoutons aussi un *tremblement* rapide, menu, régulier de huit à dix oscillations par minute, parfois généralisé, mais plus accusé aux bras qu'aux jambes.

C'est en général une maladie de l'âge adulte, moins fréquente chez l'homme que chez la femme.

Cause : coups sur la tête, émotions, frayeurs, chagrins, chloroanémie.

Nature de la maladie, inconnue. Trousseau la définit comme un trouble profond de l'innervation vaso-motrice.

Quant aux symptômes, les voici résumés par V. Morat, dans le « *Guide pratique des sciences médicales* ».

Digestion. — Vomissements, Diarrhée paroxystique, opiniâtre, sans colique et sans anorexie. Boulimie, Fringales par accès, Ictère.

Respiration. — Toux sèche. Respiration fréquente. Dyspnée au moindre effort.

Système nerveux. — Symptômes d'angine de poitrine, Névralgies, Paralysies oculaires. Ophtalmoplégie externe analogue à celle de l'hystérie.

Signe de de Graefe. — Dissociation entre le mouvement d'élévation de la paupière et l'élévation du regard. Faire abaisser, puis élever le regard.

Convulsions épileptiformes.

Paraplégie flasque, Dérobement des jambes.

Modifications de l'état psychique, Emotivité.

Troubles vésaniques.

Peau. — Vitiligo, Urticaire, Taches pigmentées, Sueurs, Sensation de chaleur, Diminution de la résistance électrique.

Sécrétion urinaire. — Polyurie, Albuminurie Glycosurie, toujours peu marquée et transitoire.

Appareil génital. — Troubles menstruels, Impuissance.

Phénomènes généraux. — Hyperthermie peu marquée sans caractères fébriles de l'urine, Anémie plus ou moins marquée, Cachexie, Œdème des membres inférieurs par asystolie.

DIAGNOSTIC.—Le goître exophtalmique est plutôt méconnu que confondu.

Traitement. —D'abord ce qu'il ne faut pas faire ; ne pas user de frictions résolutives à base d'iode, ni donner d'iodure à l'intérieur, sous peine de voir les doses les plus rationnelles produire un *iodisme aigu.*

Ne manier le fer qu'avec prudence, car il peut amener des paroxysmes.

Ce qu'il faut faire : de *l'hydrothérapie,* éviter la colère, user de bromures, de la digitale ; galvaniser la corde cervicale du grand sympathique par des courants continus. (Riche).

Je passe sous silence les tumeurs du médiastin, les anévrismes de la crosse de l'aorte et les *endocardites intérieures,* parce que je me propose d'écrire bientôt un nouveau petit volume sous le titre de « *Comment on se défend contre les maladies du sang* » et nous étudierons alors la pathologie des vaisseaux.

Rappelons seulement, pour terminer, que la plupart des *endocardites infectieuses* sont d'origine rhumatismale, mais que la porte d'entrée peut être aussi la peau (plaie banale) ou une muqueuse, d'où la nécessité de rendre aseptiques les moindres bobos et de ne pas jouer comme le font les jeunes gens, cet âge est sans pitié même pour lui-même! avec les maladies vénériennes. Les infections des muqueuses utérines ou uréthrales se traduisent souvent par des sécrétions qui, charriées vers le cœur, peuvent y développer l'inflammation de l'endocarde.

FIN

TABLE DES MATIÈRES

Avant-propos. 1

I. — Histoire. — Anatomie et physiologie des
maladies de l'appareil circulatoire. . 5

II. — Maladies du péricarde ou séreuse exté-
rieure. 16

III. — Insuffisance mitrale. — Rétrécissement
mitral. 21

IV. — Maladies de l'orifice de l'aorte. . . . 26

V. — Asystolie. 32

VI. — Angine de poitrine. 36

VII. — Palpitations. 40

VIII. — Goître exophthalmique. 44

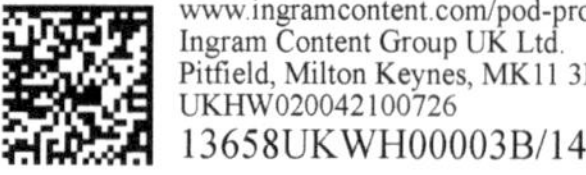

www.ingramcontent.com/pod-product-compliance
Ingram Content Group UK Ltd.
Pitfield, Milton Keynes, MK11 3LW, UK
UKHW020042100726
13658UKWH00003B/1491